Entre la esperanza y la acción

ISBN (versión digital): 979-8-89758-002-6

ISBN (impresión bajo demanda): 979-8-89758-003-3

Publicado por Spanish Language 4 Business.

Dedicatoria

A mi esposa, compañera incansable, cuyo apoyo nunca flaqueó, incluso cuando mis decisiones parecían desafiar la realidad del momento, pero que el tiempo reveló como acertadas. Gracias por tu paciencia infinita, por tu fe inalterable y por recorrer conmigo cada paso de esta aventura que es la vida.

A mi hijo, con la esperanza de que cada relato le inspire a reflexionar, aprender y afrontar los desafíos con determinación. Que valore el poder de las ideas y la importancia de construir su propio camino con sabiduría y firmeza.

A mi querido padre, guía y fuerza en los momentos clave de mi vida. Su consejo y apoyo han sido mi mayor fortaleza.

A mi madre, que emprendió el viaje a la vida eterna cuando yo era niño. Aunque conservo pocos recuerdos suyos, siempre sentí su protección en cada momento de mi vida.

Prólogo

Siempre he admirado a quienes se dedican a la escritura, no solo por su dominio del lenguaje y su conocimiento, sino también por su capacidad de transmitir ideas con creatividad y claridad. Nunca imaginé que algún día escribiría un libro, pero los avances tecnológicos han hecho que proyectos que antes parecían inalcanzables sean ahora más accesibles.

En esencia, este libro explora cómo las decisiones de los líderes políticos y personas influyentes moldean la sociedad. Abordar la corrupción, la codicia y la ambición desmedida es fundamental para construir un sistema más justo y próspero, especialmente en áreas tan vitales como la salud.

Este es un trabajo de ficción y no representa a personas o eventos reales. Los personajes y situaciones son completamente imaginarios, y cualquier parecido con individuos o hechos reales, pasados o presentes, es pura coincidencia.

La historia también tiene un toque personal. La elección de la ciudad de San Quirino fue inspirada en mi segundo nombre, que heredé de mi tatarabuelo. Durante un reciente viaje a Italia—un país que admiro profundamente por su rica cultura y su gente cálida—descubrí sus raíces italianas y una localidad llamada San Quirino. Esta conexión me llevó a ambientar parte de la historia allí como un tributo simbólico.

José Quirino

Índice

Primera parte:
El despertar de una causa

El amanecer de un propósito

"El progreso es imposible sin cambio,
y quienes no pueden cambiar sus mentes no pueden cambiar nada."
— George Bernard Shaw

El sol del amanecer bañaba el feudo de San Quirino con tonos dorados, iluminando las colinas y el majestuoso Castillo del Lirio, hogar ancestral de la casa de los marqueses de Varenti. Desde la terraza, el joven barón Aldemar de Varenti contemplaba el paisaje que despertaba lentamente. Las cabañas del pueblo, humildes y dispersas, aún se veían envueltas en la suave neblina matutina, mientras los primeros sonidos del día comenzaban a llenar el aire: el martilleo del herrero, el balido de las ovejas y las voces de los campesinos que se dirigían a los campos.

El castillo, con sus torres y gruesas murallas, era un símbolo del poder de la familia Varenti, encabezada por el marqués Severino de Varenti y la marquesa Isabella de Varenti. Durante generaciones, habían gobernado con mano firme esa región del norte de Italia. En un mundo donde el renacimiento florecía con arte, ciencia y pensamiento en ciudades como Florencia y Venecia, San Quirino seguía atrapado en estructuras feudales inmutables. Los campesinos trabajaban la tierra con resignación, pagando tributos que sostenían el lujo de los nobles, mientras estos observaban desde sus altas murallas, aferrados a tradiciones que parecían eternas.

Aldemar, sin embargo, no compartía aquella visión. A diferencia de su hermano mayor, el conde Aldric de Varenti, un guerrero celebrado cuyas hazañas eran narradas en canciones y frescos de la capilla familiar, Aldemar no buscaba la gloria militar. Educado en el castillo por monjes, había desarrollado una afinidad natural por las ciencias de la curación. Pasaba días enteros estudiando tratados de botánica y medicina, diseccionando plantas en busca de remedios para las dolencias que aquejaban al pueblo.

Sin embargo, no era solo en los libros donde Aldemar encontraba refugio. Desde joven había cultivado una habilidad excepcional con el arco y la flecha, un talento que pocos en el castillo conocían en toda su magnitud. Para Aldemar, el tiro con arco no era un simple ejercicio de fuerza, sino un arte en el que la mente y el cuerpo trabajaban en perfecta armonía.

Mientras el viento fresco de la mañana revolvía su cabello castaño oscuro, sus ojos avellana, atentos pero cansados, se posaron en el pueblo. Allí, un grupo de campesinos avanzaba con pasos lentos y herramientas al hombro, resignados a la rutina diaria. Aldemar los observaba con compasión y frustración. Sus visitas al pueblo le habían mostrado la realidad oculta: muchos hombres y mujeres debilitados por la fiebre, niños famélicos y ancianos que apenas resistían un invierno más. Las enfermedades, alimentadas por las malas condiciones de vida, eran tratadas solo lo suficiente para que siguieran trabajando. Nunca sanados. Nunca liberados.

Mientras tanto, el Consejo de Médicos, una alianza de curanderos ricos respaldada por la Serenísima República de Venecia y liderada por el arrogante duque Lorenzo Malvini, junto con su buen amigo el marqués Travius de las Colinas, tenía el monopolio de la medicina en la región. Sus remedios, exorbitantemente caros, solo servían para enmascarar los síntomas y perpetuar el ciclo de enfermedad y explotación. Aldemar, testigo de la agonía del pueblo, sentía que su familia, con su opulencia y desdén, formaba parte del problema.

En su habitación, una mesa de madera desgastada estaba cubierta de papeles garabateados y un tratado de botánica traído por un mercader desde Venecia. Había pasado la noche estudiando cómo aliviar una fiebre que aquejaba a varios niños del pueblo, incluida Marielle, cuya salud se deterioraba a cada instante. Aldemar sabía que sus esfuerzos no cambiarían el destino de todos, pero salvar una vida era un acto suficiente.

Un sonido de botas resonó tras él y lo sacó de su reflexión. Aldric apareció en la terraza, su armadura reluciente reflejaba los primeros rayos del sol.

—¿Soñando despierto otra vez, hermano? —preguntó Aldric con una sonrisa ladeada, mezcla de burla y afecto.

Aldemar levantó las manos y le dejó ver los restos de hierbas verdes en sus dedos.

—Culpable —respondió con calma—. Estaba preparando un ungüento para Marielle; su fiebre no mejora.

Aldric lo miró con admiración disimulada.

—Te preocupas demasiado, Aldemar. Estas personas son más fuertes de lo que crees. No puedes salvar a todos.

Aldemar fijó la vista en el horizonte.

—No puedo salvar a todos, pero sí a alguien. Y a veces, eso es suficiente.

Antes de que Aldric pudiera responder, la voz imponente de su padre, el marqués Severino de Varenti, resonó desde el interior:

—¡Aldemar! ¡A mi estudio, ahora!

Aldric intercambió una mirada de advertencia con su hermano. Aldemar se quitó el delantal de cuero y, alisándose la túnica manchada con aceite y tierra, se dirigió hacia el estudio. Las botas gastadas que llevaba delataban las largas caminatas al pueblo, un detalle que irritaba profundamente a Severino.

El estudio era un santuario de poder: cortinas pesadas, estanterías repletas de libros de cuentas y un escritorio imponente que dominaba la habitación. Severino, con su figura rígida y su mirada rigurosa, no tardó en hablar.

—Eres un noble, Aldemar, el segundo hijo de esta casa. Sin embargo, te empeñas en malgastar tu tiempo con campesinos y hierbas.

Aldemar sostuvo la mirada.

—¿No es deber de un gobernante cuidar a su gente? Un castillo sin cimientos no se sostiene.

Los ojos de Severino se entrecerraron.

—Ellos trabajan porque deben. Ese es su lugar. El nuestro es gobernar.

Aldemar inspiró hondo.

—Un pueblo saludable y próspero fortalece el feudo, padre. El conocimiento y la justicia no son signos de debilidad, sino de progreso.

El silencio pesó como una losa en la habitación. Finalmente, Severino ordenó:

—Mañana asistirás al Consejo. Es hora de que aprendas los deberes que se esperan de ti.

Aldemar asintió con rigidez y salió, pero en su interior sabía que su camino no estaba en las frías salas del Consejo del Marqués. Su destino yacía en los campos de San Quirino, junto a su gente.

El sol había ascendido completamente, iluminando cada rincón del feudo. Mientras contemplaba el pueblo desde la terraza, Aldemar juró en silencio que no descansaría hasta construir un futuro en el que la justicia y el conocimiento fueran los cimientos de su hogar. Quizás, algún día, su compasión, determinación y precisión con el arco serían armas en la batalla por la dignidad de aquellos que no tenían voz.

El cambio, pensó, comenzaba con un acto sencillo pero justo.

La chispa del cambio

"No hay nada más trágico que rendirse ante el miedo."
— Nelson Mandela

Un día, mientras el barón Aldemar de Varenti regresaba de una de sus visitas al pueblo, fue interceptado por un hombre mayor en el camino de tierra. La figura, vestida con una túnica oscura y un bastón de madera finamente labrado, era inconfundible: el barón Nicandro, conocido como médico consejero, uno de los más respetados del Consejo de Médicos.

Conocido por su apariencia severa y sus silenciosas intervenciones en las reuniones del Consejo, muchos pensaban que era un hombre intocable, alineado firmemente con las reglas de la Serenísima República de Venecia y las prácticas de la medicina convencional.

—Barón Aldemar —saludó Nicandro con voz firme, apoyándose en su bastón con empuñadura labrada mientras lo miraba—. Hace tiempo que he escuchado hablar de sus... actividades.

Aldemar se detuvo, frunciendo el ceño. La brisa revolvía las hojas secas alrededor de ellos.

—Mis actividades son solo un intento por aliviar el sufrimiento de quienes carecen de recursos —respondió Aldemar con tono tranquilo pero decidido.

Nicandro soltó una leve risa sarcástica y sacudió la cabeza.

—Muchacho, no sabes lo que estás haciendo —dijo el anciano, con sus ojos grises, cansados, clavados firmemente en él—. Sé lo que se siente. Cuando era joven, yo también tenía tus mismas ideas. Veía la injusticia, el sufrimiento, y pensaba que podía cambiarlo. Pero el mundo no funciona así.

Aldemar notó, por un instante, una chispa de nostalgia en los ojos de Nicandro.

—¿Por qué no lo intentó? —preguntó el joven, dando un paso hacia él.

Nicandro apretó el bastón con fuerza.

—Porque la incertidumbre pesa más que la comodidad. Porque desafiar las costumbres significa perderlo todo: la estabilidad, el respeto, la seguridad de una vida tranquila. Creí que podría sobrevivir con mis principios, pero estaba equivocado —admitió en voz baja, como si confesara un pecado.

Aldemar lo miró con asombro y una creciente tristeza.

—¿Y ahora? ¿Vive tranquilo sabiendo que ese sufrimiento persiste?

Nicandro entrecerró los ojos y, tras un instante de silencio, su voz recuperó la firmeza habitual.

—No estoy aquí para hablar de mi pasado. Estoy aquí para advertirle, barón Aldemar —dijo, señalándolo con un dedo—. Lo que está haciendo con sus remedios gratuitos y su charla de prevención está afectando al Consejo. Los campesinos hablan de usted, confían en sus remedios más que en los nuestros. ¿Entiende lo peligroso que eso puede ser?

Aldemar cruzó los brazos, en un gesto desafiante hacia el anciano.

—Si mis acciones son peligrosas, es porque exponen la codicia de un sistema quebrado y viciado. No es el remedio lo que afecta sus negocios, Nicandro, sino la verdad.

El viejo médico inspiró profundamente, como si intentara mantener la calma.

—Tiene usted el corazón noble, pero su visión es ingenua. Esta verdad que menciona... no lo llevará a la justicia, sino a la ruina. El Consejo no perdona a quienes desafían su autoridad. No será la primera vez que un idealista pierde la cabeza. —Nicandro hizo una pausa, permitiendo que sus palabras calaran—. Piense bien lo que hace, joven. Esta senda no tiene retorno.

Aldemar sostuvo la mirada del anciano sin inmutarse.

—Usted teme porque el peso de sus decisiones lo ha aplastado, Nicandro. Pero yo no puedo quedarme de brazos cruzados.

Nicandro lo observó durante un largo momento, su rostro inexpresivo, pero algo en su mirada sugería un atisbo de respeto, incluso de envidia. Finalmente, dio media vuelta y su figura encorvada comenzó a perderse en el camino.

—No diga que no le advertí —murmuró el anciano antes de desaparecer entre los árboles.

Aldemar permaneció en silencio, el viento le agitaba la túnica mientras meditaba las palabras de Nicandro. Sabía que el anciano no mentía: desafiar al Consejo era un riesgo enorme, pero también era un acto necesario. El sufrimiento de su gente había encendido en él un fuego imposible de apagar.

Con renovada determinación, Aldemar regresó al pueblo esa tarde, decidido a continuar su labor. Nicandro representaba lo que él temía llegar a ser: alguien que, por miedo, había renunciado a su lucha. Y Aldemar no permitiría que el miedo le dictara su camino.

El precio de la verdad

La verdad es el único suelo firme sobre el cual los hombres pueden caminar sin caer."
— William Faulkner

El Consejo de Médicos no tardó en reaccionar. El creciente apoyo que el barón Aldemar de Varenti recibía entre los campesinos era una amenaza directa a su autoridad y, más importante aún, a sus ganancias. Durante semanas, los rumores sobre su generosidad y conocimientos en medicina preventiva habían viajado desde los campos hasta las aldeas vecinas, sembrando inquietud entre los miembros del Consejo.

Reunidos en el Salón de las Doce Lámparas, una oscura y opulenta sala ubicada en la residencia del gran duque Vittorio de Astelari, los miembros del Consejo deliberaban con expresiones tensas. El duque Lorenzo Malvini, líder del Consejo de Médicos, golpeó la mesa con el puño, su voz resonaba con autoridad.

—Este muchacho insolente está socavando nuestro prestigio y, peor aún, nuestras utilidades —dijo con frialdad, recorriendo con la mirada a los presentes—. Remedios gratuitos, consejos sobre hábitos de higiene… ¿Desde cuándo los campesinos tienen derecho a tales lujos? Lo que este joven está haciendo no solo es una insensatez, sino una traición a su clase.

Los murmullos de aprobación recorrieron la sala. Solo el barón Nicandro, sentado al fondo con el rostro ensombrecido, permaneció en silencio. Escuchaba cada palabra sin atreverse a intervenir, aunque las líneas de preocupación en su frente delataban un conflicto interno.

—Debe ser detenido —continuó el duque Malvini—. Si no calla por voluntad propia, lo obligaremos. Propondremos dos opciones: el silencio… o el exilio.

Nicandro finalmente alzó la mirada.

—¿Están seguros de esto? —Su voz, aunque baja, cargaba con un peso que hizo que los presentes lo miraran—. Aldemar no es un aldeano sin nombre. Es un noble, un Varenti.

El duque lo fulminó con la mirada.

—Precisamente por eso. Su traición es doblemente imperdonable. Si un noble desafía nuestras prácticas, ¿qué evitará que los campesinos sigan su ejemplo? La disciplina debe mantenerse.

Nicandro apretó los labios y asintió, consciente de que cualquier palabra más podría ser vista como simpatía hacia Aldemar.

Un mensajero fue convocado esa misma noche y enviado al Castillo del Lirio, residencia del marqués Severino de Varenti, con un pergamino sellado con el emblema del Consejo.

Al amanecer, el barón Aldemar de Varenti se encontraba en la biblioteca del Castillo del Lirio cuando un criado le entregó la carta. Al romper el sello, leyó las palabras con el ceño fruncido y los labios apretados:

Barón Aldemar de Varenti: termine de inmediato sus actividades que perturban el orden del feudo. Si persiste, será desterrado de San Quirino por traición a su clase.

La indignación lo recorrió de pies a cabeza. En ese momento, la puerta de la biblioteca se abrió de golpe y su padre, el marqués Severino de Varenti, entró con el rostro encendido de furia.

—¡Te lo advertí, Aldemar! ¡Tu testarudez ha traído desgracia sobre nuestra casa! ¿Eres consciente de lo que has hecho? —rugió Severino, arrebatando la carta de las manos de Aldemar y, lleno de rabia, la lanzó al suelo como si ardiera.

Aldemar se puso de pie, sus ojos avellana brillaban con una firmeza que igualaba la tempestad de su padre.

—Lo único que he hecho es cumplir con mi deber hacia los que dependen de nosotros. ¿No es acaso un noble responsable del bienestar de su gente?

—¡Basta! —interrumpió el marqués Severino, su voz como un trueno—. Guardarás silencio y cesarás con esta locura. ¡O renunciarás a tu nombre y tu hogar!

Por un instante, el silencio envolvió la sala. Aldemar respiró hondo, sus palabras eran firmes y claras cuando respondió:

—Prefiero perder mi título y mi hogar antes que mi conciencia, padre. La verdad no puede ser silenciada.

El marqués Severino de Varenti lo miró con incredulidad y desdén, girando sobre sus talones antes de abandonar la habitación sin otra palabra. Aldemar se quedó solo, pero en su interior, una decisión irrevocable había sido tomada. Sabía que desafiar al Consejo de Médicos no solo pondría en riesgo su posición, sino también su vida. Aun así, no podía dar marcha atrás.

Desde ese día, la sombra del exilio comenzó a acecharlo, pero también se sentía con fuerzas renovadas. El barón Aldemar de Varenti se juró a sí mismo que, si el precio de la verdad era perderlo todo, lo pagaría gustoso.

Entre el deber y la duda

"El verdadero viaje del descubrimiento no consiste en buscar nuevos paisajes, sino en mirar con nuevos ojos."
— Marcel Proust

El silencio envolvía los jardines del Castillo del Lirio. Bajo el refugio de los cipreses, el barón Aldemar de Varenti tensaba su arco con movimientos automáticos. La cuerda vibraba con un sonido claro, casi musical, mientras las flechas cruzaban el aire y se clavaban en el blanco con precisión implacable. Pero su mente estaba en otra parte.

—¡Otra vez! —se susurró, tensando el arco con más fuerza.

Práctica tras práctica, intentaba sofocar la tormenta de pensamientos que lo acosaba. Reflexionaba sobre las palabras del barón Nicandro, sobre sus advertencias y confesiones. ¿Serían los pasos de Nicandro tan diferentes de los que había dado en su juventud? La incertidumbre, el miedo a fracasar y perderlo todo, pesaban sobre él como una losa. Sabía que lo que enfrentaba era enorme: una realidad construida durante siglos, una manera de vivir aceptada y defendida por aquellos que se beneficiaban de ella.

Por las noches, seguía experimentando con plantas. La combinación de nuevos ungüentos y mezclas medicinales le servía de distracción, pero también de recordatorio: su trabajo no podía detenerse. Aun así, cada avance venía con una pregunta: ¿valía la pena arriesgarlo todo por algo que podía ser destruido por un sistema implacable?

Una tarde, su madre, la marquesa Isabella de Varenti, lo encontró en los jardines. Era una mujer elegante, de cabellos oscuros y rostro marcado por la serenidad que solo los años traía. Sus movimientos, delicados y mesurados, contrastaban con la tensión que veía reflejada en su hijo.

—Aldemar. —Su voz era suave pero firme, como una caricia cargada de reproche—. Hijo, debes detenerte.

Aldemar bajó el arco y la miró con seriedad. El viento movió levemente el vestido de su madre, que caminó hacia él con el rostro sereno, pero preocupado.

—Madre, si supieras lo que veo allá afuera, entenderías por qué no puedo —argumentó, con un tono en el que la fatiga se mezclaba con la determinación.

Isabella suspiró y se detuvo a su lado, contemplando junto a él el horizonte más allá de las murallas del castillo.

—Entiendo más de lo que crees, hijo. Cuando era joven, también pensé que el mundo podía cambiarse con solo desearlo. Pero lo que estás haciendo pone en peligro no solo tu vida, sino también el equilibrio que sostiene nuestra posición, nuestra seguridad... nuestra familia.

Aldemar se giró hacia ella con el ceño fruncido.

—¿Equilibrio, madre? Es un equilibrio que solo beneficia a unos pocos y condena a muchos. No puedo quedarme aquí, entre estas murallas, pretendiendo que no lo veo.

Isabella lo miró con tristeza, como si viera en él algo que le recordaba a sí misma. Tomó las manos de su hijo entre las suyas, notando las manchas de hierbas y la aspereza del trabajo que no le correspondía a un noble.

—Busca otro camino, Aldemar —respondió con ternura y un leve temblor en la voz—. Hay formas de ayudar sin desafiar directamente lo que nos rodea. La manera en que funciona nuestro mundo no puede romperse en un instante. No con impulsos. No con una contienda solitaria.

Aldemar apartó la mirada, dejando que las palabras de su madre calaran hondo. ¿Era eso lo que Nicandro había sentido? La misma lucha interna entre el deseo de actuar y el peso de las consecuencias. ¿Acaso el miedo a fracasar había sido lo que había silenciado al viejo médico?

Reflexionó sobre sus advertencias, sobre cómo el mundo puede aplastar los sueños de los idealistas y convertirlos en sombras de lo que alguna vez quisieron ser.

—No puedo —susurró finalmente, con un tono apenas audible—. No puedo ignorarlo, madre.

Isabella apretó los labios, soltó sus manos con delicadeza y asintió. Había esperado otra respuesta, pero sabía que Aldemar era tan firme como su padre en sus decisiones, aunque sus caminos fueran distintos.

—Solo te pido que lo pienses bien —le suplicó ella, alejándose con la misma elegancia con la que había llegado—. Si esta es tu batalla, asegúrate de estar preparado para el precio.

Aldemar la observó irse y, cuando quedó solo, volvió a levantar el arco. Tensó la cuerda y disparó. Una y otra vez, como si cada flecha pudiera despejar la maraña de pensamientos que lo atormentaban.

Entre tensiones, silencios y noches en vela, continuó su trabajo con las plantas, buscando nuevas combinaciones de remedios, como si al mezclar las hierbas encontrara también una respuesta a sus dilemas.

Sabía que su madre tenía razón sobre las consecuencias y, sin embargo, también sabía que detenerse no era una opción. Todavía no había llegado a ninguna conclusión; solo necesitaba tiempo. El equilibrio que su madre mencionaba seguía en pie, pero también tambaleaba. Y, en su interior, la decisión seguía formándose, como un fuego lento que tarde o temprano terminaría por arder.

Segunda parte:
La lucha en las sombras

Un pacto en la sombra

"Los hombres no se unen por sus semejanzas, sino por sus objetivos comunes."
— Henry Ford

Después de semanas de incertidumbre, el barón Aldemar de Varenti tomó una decisión. Reanudó sus visitas al pueblo, aunque con extrema precaución. Prefería la penumbra del amanecer o el amparo de la noche para llegar a las humildes cabañas de los campesinos. Allí, curaba dolencias con remedios sencillos y compartía sus conocimientos sobre hierbas medicinales y cuidados básicos. Sabía que lo que hacía no solo era peligroso, sino también profundamente subversivo.

—Esto es por ustedes, pero también por aquellos que puedan necesitarlo después —les decía mientras aplicaba ungüentos o explicaba cómo preparar un té para calmar la fiebre—. Si alguien más se entera, podría ser el fin de todo esto.

Los campesinos, agradecidos, escuchaban con atención y prometían guardar silencio. Aldemar veía en sus ojos la esperanza y el alivio, lo que reforzaba su determinación. Sin embargo, sabía que incluso el más pequeño de los rumores podía propagarse como un incendio. Y, pese a sus mejores esfuerzos por mantener todo en secreto, el boca a boca, aunque discreto, terminó llegando a oídos no deseados. El barón Nicandro, médico consejero, fue uno de los primeros en enterarse. La noticia de las actividades de Aldemar lo alcanzó en un momento en el que había logrado convencerse de que el joven noble finalmente abandonaría su cruzada. Una mezcla de frustración y curiosidad lo empujó a buscarlo.

Una noche, después de asegurarse de que nadie lo seguía, Nicandro salió hacia el extremo más remoto del pueblo. Lo encontró en una de las cabañas más alejadas, inclinándose sobre una anciana mientras mezclaba hierbas en un mortero. A través de una pequeña ventana, Nicandro observó cómo Aldemar le daba instrucciones claras y cuidadosas a la mujer sobre cómo administrar el remedio. Esperó a que el joven saliera para interceptarlo en el sendero. La luna llena iluminaba el rostro del anciano, quien se paró frente a él con un gesto severo.

—No puedes evitarlo, ¿verdad? —dijo Nicandro, su tono a medio camino entre la resignación y la admiración.

Aldemar, sorprendido por el encuentro, se detuvo, pero mantuvo la calma. Sabía que ese momento era inevitable. Miró al anciano a los ojos, con determinación en su rostro.

—No puedo —respondió con firmeza—. Si cierro los ojos, es como si estuviera traicionando algo más grande que yo.

Nicandro lo observó con detenimiento, como si buscara algo en sus palabras. Finalmente, suspiró, pasando una mano por su cabello canoso.

—Eres obstinado, muchacho. Pero también valiente. ¿Sabes cuán peligroso es esto? —preguntó, aunque el tono de reproche era más débil que en ocasiones anteriores.

—Lo sé. Pero usted también sabe que es lo correcto —replicó Aldemar con una leve sonrisa, intentando desarmar la tensión.

El anciano permaneció en silencio por un largo momento, su expresión mostraba una mezcla de agotamiento y reflexión. Finalmente, dejó escapar un suspiro pesado, uno que parecía contener años de decisiones y arrepentimientos.

—De acuerdo —aceptó con un tono de resignación—. Pero si voy a ayudarte, lo haremos en mis términos. Nadie debe saber que estoy involucrado. Mi posición en el Consejo… no puede ponerse en riesgo.

Aldemar asintió, sabiendo que incluso ese pequeño gesto de apoyo era un triunfo.

—Gracias, Nicandro. Esto significa más de lo que puedo expresar.

Nicandro negó con la cabeza, pero había un atisbo de respeto en su mirada. Ambos hombres se estrecharon la mano bajo la luz de la luna y sellaron un pacto clandestino que uniría sus destinos. A partir de esa noche, Nicandro comenzó a compartir con Aldemar conocimientos y recursos que no estaban a su alcance. Les proporcionaba acceso a ingredientes más complejos, consejos sobre enfermedades graves y, lo más importante, una red de contactos que podrían ser útiles sin despertar sospechas.

Mientras Aldemar trabajaba en las sombras, Nicandro luchaba con su propia conciencia. Cada vez que ayudaba al joven noble, sentía que desafiaba los cimientos del sistema que lo había sostenido toda su vida. Sin embargo, en lo más profundo, sabía que había algo justo en lo que hacían.

Unidos por un objetivo común, pero desde caminos distintos, Aldemar y Nicandro comenzaron a desafiar un sistema que parecía inamovible. Sus acciones, pequeñas pero significativas, se convertían en un faro de esperanza para quienes no tenían voz. Aunque el peligro los acechaba constantemente, ambos sabían que, en algún momento, el cambio requeriría un sacrificio mayor.

Por ahora, la contienda continuaba en las sombras.

El catalizador de la rebelión

*"La valentía no siempre ruge; a veces es una pequeña voz
al final del día que dice: mañana lo intentaré de nuevo."*
— Mary Anne Radmacher

Era una mañana fría y gris, el amanecer apenas iluminaba las colinas que rodeaban San Quirino. El barón Aldemar de Varenti, envuelto en su capa, había salido temprano con el propósito de recorrer uno de los pueblos más alejados del feudo. Su mirada, siempre atenta, buscaba indicios de las enfermedades que últimamente azotaban a los campesinos, mientras reflexionaba sobre los pasos que debía tomar para enfrentar el creciente peligro.

Los caminos de tierra estaban húmedos por el rocío y el aire olía a hierba fresca. Al cruzar una colina baja, divisó a lo lejos una figura encorvada junto a un pozo. A primera vista, parecía un campesino cualquiera, pero sus movimientos eran apresurados y furtivos. A medida que se acercaba, Aldemar notó que aquel hombre, vestido con ropas oscuras y un sombrero que ocultaba parcialmente su rostro, vertía algo espeso en el agua.

De pronto, una mujer anciana apareció con un cesto en las manos y gritó con voz temblorosa:

—¡Eh! ¿Qué estás haciendo?

El hombre se sobresaltó y, al ver a Aldemar aproximándose, dejó caer el recipiente y huyó hacia el bosque.

—¡Detente! ¡Alto ahí! —gritó Aldemar mientras descolgaba su arco y tensaba una flecha.

El fugitivo corría con agilidad, pero Aldemar, con su precisión característica, disparó. La flecha voló con un sonido limpio, se incrustó en el muslo del hombre y lo derribó al suelo con un grito de dolor.

Aldemar corrió hacia él. Sujetándolo por el cuello de la camisa, lo empujó contra un árbol y le exigió respuestas.

—¡Habla! ¿Qué estabas haciendo en el pozo?

—¡No sé de qué hablas! —jadeó el hombre, temblando de miedo y dolor.

Aldemar lo empujó nuevamente; su mirada, llena de furia.

—He visto lo que hiciste. ¡Dime quién te envió y por qué contaminaste el agua!

El hombre, con los ojos desorbitados, finalmente confesó:

—F-fue el marqués Travius de las Colinas… él y el duque Lorenzo Malvini… me pagaron para hacerlo. Contaminar el agua enferma a la gente, y ellos venden los remedios. Ganan dinero… mucho dinero.

El eco de esas palabras resonó en la mente de Aldemar. ¡Envenenar el agua para lucrar con el sufrimiento! Respiró hondo para contener su ira. Con movimientos precisos rompió la flecha que atravesaba el muslo del hombre e improvisó un torniquete con un trozo de su capa.

—Esto es para que no mueras desangrado. No es por ti, mi desafío no es contigo —dijo con frialdad, y luego le entregó un bastón improvisado para que se apoyara—. Ahora vete. Si intentas algo así de nuevo, no serás tan afortunado.

El hombre, asintiendo frenéticamente, cojeó y desapareció entre los árboles. Aldemar regresó y se quedó mirando el pozo contaminado. Sabía que esto era solo el principio de algo mucho más grande. Sus puños se cerraron con fuerza. No podía permitir que algo así volviera a ocurrir.

Desde ese momento, se juró vigilar los pozos cercanos, y pensó en organizar a los campesinos para protegerlos de futuros envenenamientos.

El sol comenzaba a asomarse entre las colinas. Mientras regresaba al castillo, su mente ya tejía planes. El barón Nicandro, médico consejero, debía ser informado, y esta vez no solo buscaría pruebas, sino aliados para exponer la corrupción del Consejo. El marqués Travius de las Colinas y el duque Lorenzo Malvini habían llevado su codicia demasiado lejos, y Aldemar sabía que su próxima confrontación sería aún más peligrosa.

Esa noche, al regresar al castillo, después de intensas tareas de curar y prevenir, la resolución de Aldemar era firme. Sin embargo, comprendía que sus acciones no solo lo pondrían en peligro a él, sino también a su familia. Si continuaba viviendo bajo el techo de los marqueses de Varenti, las represalias del Consejo podrían alcanzar a su madre, la marquesa Isabella de Varenti, y a su hermano, el conde Aldric de Varenti.

La huida silenciosa

"El hombre valiente no es el que no siente miedo, sino el que conquista ese miedo."
— Nelson Mandela

Con el peso de esta decisión, el barón Aldemar de Varenti empacó discretamente sus pertenencias. Al amparo de la oscuridad, abandonó el Castillo del Lirio, hogar de los marqueses de Varenti. Nadie lo vio salir. Caminó durante horas, hasta que llegó a la humilde cabaña de un campesino en las afueras del feudo. Allí encontró refugio, agradecido por la hospitalidad del hombre que lo reconoció y aceptó sin hacer preguntas.

Desde ese escondite, Aldemar comenzó a planear su siguiente paso. Buscaría inmediatamente al barón Nicandro para informarle de lo sucedido. El viejo médico, con sus conexiones en el Consejo, podía ser una pieza clave para exponer la corrupción del marqués Travius de las Colinas y del duque Lorenzo Malvini. Pero antes de buscarlo, Aldemar debía asegurarse de que el pozo y los demás recursos del pueblo estuvieran vigilados.

La cabaña se convirtió en su nuevo centro de operaciones. Desde allí, organizó a los campesinos para vigilar los pozos y les explicó la situación para que estuvieran alertas. Cada día se adentraba más en su desafío, consciente de que su decisión de abandonar su hogar era irreversible.

Al mirar hacia el horizonte, Aldemar sabía que había sacrificado la seguridad de su antigua vida por un propósito más grande. Ahora, con aliados humildes y un creciente plan en su mente, el enfrentamiento continuaba.

El sacrificio en la plaza

"El futuro pertenece a quienes creen en la belleza de sus sueños."
— Eleanor Roosevelt

Los meses que siguieron al descubrimiento de los crímenes del marqués Travius de las Colinas y del duque Lorenzo Malvini trajeron un cambio palpable en los pueblos afectados.

El barón Aldemar de Varenti y el barón Nicandro, médico consejero, trabajando en la clandestinidad, habían logrado prevenir la contaminación de los pozos y mejorar la salud de los aldeanos. Con lecciones sobre higiene, curas naturales y vigilancia constante de los recursos hídricos, los niños y los adultos comenzaron a recuperarse. La miseria se transformó lentamente en esperanza.

Nicandro, mientras tanto, no descansaba. Había recolectado pruebas contundentes de la corrupción del Consejo. Entre ellas, estaban los registros de ventas de las medicinas, que demostraban cómo se habían dirigido a las aldeas afectadas por la contaminación; las botellas vacías con restos del químico arrojado a los pozos; y, lo más condenatorio, correspondencia secreta entre Travius y Malvini, en la que discutían los planes de expansión del esquema a otros feudos vecinos. Estas cartas, obtenidas por un contacto de Nicandro dentro del Consejo, sellaban la culpabilidad de los villanos.

La resistencia crecía cada día más. Los aldeanos, inspirados por las acciones de Aldemar y Nicandro, comenzaron a organizarse de manera más activa, conscientes de que el cambio dependía también de ellos. Entretanto, la corrupción de los altos rangos estaba a punto de ser expuesta y la tensión en San Quirino era tan densa como el aire antes de una tormenta.

La confrontación en la plaza

"Los héroes no siempre tienen espadas; a veces solo tienen la verdad."
— Anónimo

La esperada fiesta de la Virgen del Rosario finalmente llegó. Las calles de San Quirino se llenaron de color y vida, con aldeanos y nobles reunidos para celebrar. Guirnaldas colgaban de las ventanas, las campanas resonaban desde la iglesia, y el aroma a pan recién horneado y guisos llenaba el aire. Sin embargo, bajo la superficie festiva, una tensión invisible se cernía sobre el pueblo.

El barón Aldemar de Varenti y el barón Nicandro habían estado planeando ese gran momento durante semanas. Tras largas discusiones y una cuidadosa preparación, acordaron que Nicandro sería quien enfrentara públicamente al marqués Travius de las Colinas y al duque Lorenzo Malvini. Aldemar, por su parte, observaría desde la multitud, mezclado entre los aldeanos, para no levantar sospechas.

—¿Estás seguro de esto? —le preguntó Aldemar la noche anterior, mientras ajustaban los últimos detalles en la cabaña que les servía como refugio temporal.

Nicandro, aún algo debilitado, pero con un fuego renovado en su mirada, asintió con determinación.

—Es la única forma. Si queremos que las pruebas sean creíbles, debo ser yo quien las presente. Mi posición en el Consejo les dará más peso, y tú, Aldemar, necesitas permanecer oculto. Si te descubren, todo esto será en vano.

Aldemar aceptó, aunque a regañadientes. Sabía que su rostro seguía siendo buscado, y cualquier error podría arruinar su causa.

Cuando llegó el día, Aldemar se mezcló entre los aldeanos, envuelto en una capa que ocultaba su rostro. Desde un lugar estratégico, mantuvo los ojos en el tabladillo principal, donde los nobles destacados se habían reunido. Travius y Malvini, como era su costumbre, ocupaban lugares prominentes, e irradiaban una falsa generosidad mientras intercambiaban saludos con otros nobles y fingían interés en el bienestar del pueblo.

El corazón de Aldemar se aceleró cuando vio a Nicandro abrirse paso entre la multitud hacia el tabladillo. El anciano médico llevaba consigo un pequeño bolso, donde guardaba cuidadosamente las pruebas que habían reunido: registros de ventas alterados, correspondencia comprometedora y frascos con residuos del veneno utilizado en los pozos.

Nicandro, con pasos firmes a pesar de su fragilidad, subió al tabladillo bajo la mirada de curiosidad de los presentes. Cuando finalmente estuvo frente a la multitud, su voz resonó con fuerza, clara y desafiante:

—¡Señoras y señores, aldeanos de San Quirino! Hoy debo revelar una verdad que ha permanecido oculta demasiado tiempo. ¡Los responsables de las enfermedades que han sufrido ustedes y sus familias están aquí mismo, entre nosotros!

El murmullo que recorrió la plaza fue inmediato, cargado de sorpresa y expectación. Aldemar, desde su posición, se aseguró de que su arco estuviera al alcance. Aunque el plan era pacífico, sabía que las palabras de Nicandro desatarían una tormenta y debía estar preparado para cualquier eventualidad.

La multitud, inicialmente confundida, guardó silencio. Travius, sentado en el centro, lo observó con desdén.

—¿De qué hablas, viejo loco? —cuestionó con una sonrisa desdeñosa.

Nicandro levantó las cartas y botellas ante todos.

—Aquí están las pruebas. El marqués Travius de las Colinas y el duque Lorenzo Malvini han envenenado nuestros pozos para luego lucrar con las medicinas que venden a precios inalcanzables. ¡Sus crímenes están documentados! —exclamó, mostrando los registros de ventas y explicando cómo las epidemias coincidían con las zonas afectadas.

El murmullo de la multitud creció. Travius, al darse cuenta de que las pruebas eran reales, perdió la compostura.

—¡Esto es una farsa! —gritó, poniéndose de pie—. ¡Un invento de un traidor amargado y resentido! ¡Nicandro, siempre has sido un cobarde y ahora vienes a traicionarme!

Con un movimiento brusco, desenfundó su espada y la apuntó hacia Nicandro.

—¡Pagarás por esto con tu vida! —rugió.

El médico consejero, sin armas y sin posibilidad de defenderse, alzó las manos intentando calmarlo, pero Travius, cegado por la ira, avanzó y asestó un corte directo hacia su pecho. Nicandro cayó de rodillas, herido, mientras la multitud gritaba en horror.

Aldemar, oculto entre la multitud, observaba la escena con el corazón en un puño. Cuando vio que Travius alzaba su espada una vez más, esta vez con la intención de acabar con la vida de Nicandro, no dudó: descolgó su arco, tensó la cuerda y apuntó con precisión. La flecha surcó el aire y se clavó en pleno pecho de Travius, que se detuvo en seco.

El marqués Travius cayó hacia atrás, su espada resonó contra el tabladillo. Un silencio ensordecedor se apoderó de la plaza. Todas las miradas se dirigieron al cadáver del noble corrupto, con la flecha aún incrustada en su pecho. Frente a Travius yacía Nicandro, gravemente herido, sujetando con fuerza su bolso, que contenía algunas pruebas, mientras otras permanecían esparcidas por el tabladillo.

El duque Lorenzo Malvini, petrificado al principio, pronto recorrió la multitud con la mirada y alcanzó a distinguir a Aldemar, todavía con el arco en la mano. Señalándolo, gritó:

—¡Fue él! ¡Ese traidor ha matado al marqués Travius!

La plaza estalló en caos. Los aldeanos, enfurecidos por la verdad revelada, comenzaron a empujar a los pocos guardias presentes. Malvini intentó escapar, mientras Aldemar, consciente de que había sido descubierto, huyó entre la multitud antes de que los guardias pudieran detenerlo.

En medio del tumulto, Nicandro todavía yacía en el tabladillo, gravemente herido. Algunos aldeanos valientes lo rodearon, intentando protegerlo de los guardias que buscaban restaurar el orden. Incapaces de contener a la multitud, los soldados finalmente abandonaron el lugar junto con Malvini y su delegación y dejaron el caos atrás.

Los aldeanos llevaron a Nicandro a una cabaña cercana, junto con las pruebas que lograron recoger y guardar en su bolso. Allí comenzaron a atenderlo con los remedios que Aldemar les había enseñado. Su vida pendía de un hilo, pero su sacrificio había encendido la chispa de la rebelión.

El escape de Aldemar

"El camino del justo es solitario, pero nunca vacío."
— Anónimo

Mientras tanto, el barón Aldemar de Varenti corría hacia las colinas, con el corazón desbocado. Sabía que su acto lo había convertido en un fugitivo, pero no se arrepentía. Había protegido al barón Nicandro y dado muerte al marqués Travius de las Colinas, aunque eso significara perderlo todo.

En las sombras de la noche, mientras las luces del pueblo se apagaban, Aldemar juró que la lucha no había terminado. Aunque estaba solo, el eco de su flecha resonaba como una promesa: la justicia, aunque tardía, siempre encuentra su camino.

La chispa de la rebelión

"El árbol de la resistencia crece más fuerte en la tormenta."
— Anónimo

La muerte del marqués Travius de las Colinas había dejado un vacío de poder y una mezcla de miedo e indignación en San Quirino. Mientras los nobles se sumían en el temor ante la creciente agitación del pueblo, los campesinos comenzaban a despertar de años de resignación. Las historias sobre la corrupción de Travius y el duque Lorenzo Malvini se extendieron como el fuego, alimentadas por la ira y el descontento acumulado.

Nicandro permanecía gravemente herido, escondido en la casa de una familia de campesinos que lo cuidaba con devoción. Aunque los guardias, bajo las órdenes del duque Lorenzo Malvini, buscaban desesperadamente rastros de su paradero, los aldeanos, ahora conscientes de la magnitud de los crímenes del Consejo, se negaban a colaborar.

Nicandro, débil pero consciente, intentaba mantenerse al tanto de los acontecimientos a través de familiares, quienes lo visitaban en secreto.

—Debemos mantenerlo oculto —insistía una mujer mayor de la familia que lo estaba albergando—. Si lo encuentran, lo matarán sin dudar.

Nicandro asentía con debilidad, sabía que su vida dependía de la lealtad y el valor de aquellos campesinos que arriesgaban todo por protegerlo.

Aldemar: un fugitivo en movimiento

"Enseñar es tocar una vida para siempre."
— Henry Adams

Mientras tanto, el barón Aldemar de Varenti continuaba su huida, moviéndose de una aldea a otra con la ayuda de los mismos campesinos que había salvado. Nunca permanecía más de dos días en un solo lugar, consciente de que su captura sería inminente si los guardias, bajo las órdenes del duque Lorenzo Malvini, lograban rastrearlo. Los aldeanos lo recibían con gratitud y respeto, le ofrecían refugio y comida y se aseguraban de que tuviera una ruta segura hacia su próximo escondite.

En cada cabaña donde se refugiaba, Aldemar aprovechaba el tiempo para instruir a las familias en prácticas básicas de higiene y prevención. Las lecciones eran simples pero efectivas: hervir el agua antes de beberla, mantener los pozos limpios y evitar la acumulación de basura cerca de las viviendas. Los aldeanos absorbían estas enseñanzas con entusiasmo, agradeciendo el conocimiento que les daban las herramientas para protegerse.

A pesar del constante peligro, Aldemar mantenía su determinación. Sabía que el sacrificio del barón Nicandro y su propio acto de enfrentamiento contra el marqués Travius de las Colinas habían encendido una chispa que no debía apagarse.

Tercera parte:
La rebelión toma forma

El pueblo se organiza

"La fuerza de un pueblo no está en sus armas,
sino en su voluntad de cambiar su destino."
— Anónimo

La muerte del marqués Travius de las Colinas y las revelaciones sobre la corrupción del Consejo habían abierto los ojos del pueblo. Los campesinos, que durante generaciones habían aceptado su sufrimiento como inevitable, comenzaron a organizarse. Se formaron pequeñas comunidades dedicadas a la prevención de enfermedades y al cuidado mutuo. Los pozos eran vigilados constantemente para evitar nuevos intentos de contaminación y las familias compartían los remedios que Aldemar había enseñado a preparar.

Sin embargo, el descontento iba más allá de la salud. Los aldeanos estaban furiosos por las condiciones en las que vivían: los altos tributos, la falta de acceso a recursos básicos y la explotación constante. Las voces que pedían justicia crecían cada día, y pronto se convirtieron en gritos. Los gobernantes, incapaces de contener la creciente rebelión, ordenaron a los guardias intensificar la búsqueda de Aldemar, con el anhelo de que su captura sofocara las llamas de la revuelta.

Los soldados del castillo, bajo las órdenes del duque Lorenzo Malvini, comenzaron a registrar cada aldea y cada casa en busca del fugitivo. Iban de puerta en puerta, interrogando a las familias y revisando los escondites más evidentes. Pero los aldeanos, cada vez más unidos, mantenían su lealtad hacia Aldemar. Incluso cuando las amenazas de los guardias eran claras, las respuestas eran siempre las mismas:

—No sabemos nada. No hemos visto a nadie.

Esta red de protección improvisada frustraba a los soldados, pero también dejaba claro que el poder de los nobles sobre el pueblo comenzaba a desmoronarse. Los campesinos ya no temían como antes, sino que se sentían empoderados por la unidad que Aldemar y Nicandro habían inspirado.

La ira del pueblo no se limitaba a susurros en las sombras. Las reuniones en las plazas se hicieron más frecuentes y los campesinos comenzaron a exigir mejores condiciones de vida y el fin de la opresión. Algunos, armados con herramientas de trabajo, pacíficamente marchaban por las calles, gritando consignas que resonaban en las murallas del castillo. Los nobles, acostumbrados a la sumisión del pueblo, enfrentaban un desafío sin precedentes.

En medio de este caos, el duque Lorenzo Malvini, el único sobreviviente de la dupla corrupta observaba con creciente preocupación. Sabía que su posición estaba en peligro y que su única esperanza era capturar a Aldemar para culparlo de la agitación. Sin embargo, cada día que pasaba, su control sobre el pueblo se debilitaba.

Desde su escondite, Aldemar escuchaba los rumores de la creciente rebelión. Aunque sabía que su captura era inevitable, también entendía que su sacrificio no sería en vano. Había plantado la semilla del cambio, y los campesinos, unidos por una causa común, estaban dispuestos a desafiar a las autoridades por un futuro más justo.

"No necesitamos violencia para demostrar nuestra fortaleza; lo haremos de forma pacífica", decía Aldemar con frecuencia. "Si trabajamos juntos y cuidamos nuestra salud, seremos más fuertes que cualquier espada".

Las mejoras en la salud y productividad de las comunidades se hicieron evidentes. Los niños volvieron a reír en las calles, los adultos recuperaron sus fuerzas y el aire de desesperanza comenzó a disiparse.

Mientras tanto, Nicandro, aún escondido, se recuperaba lentamente de sus heridas. Las familias que lo cuidaban lo mantenían informado sobre el progreso de la rebelión, y aunque su cuerpo seguía débil, su mente permanecía aguda. Sabía que el conocimiento que habían reunido y el sacrificio de Aldemar eran cruciales para mantener viva la causa.

"Pronto estaré listo para ayudar de nuevo", dijo una tarde, esforzándose por levantarse de la cama. "No puedo simplemente quedarme aquí sin hacer nada".

Un aliado inesperado

"Cuando los pocos se unen por el bien común, cambian el
destino de los muchos."
— Victor Hugo

La noticia de las actividades de Aldemar y Nicandro había comenzado a filtrarse no solo entre los campesinos, sino también entre los nobles. En una reunión informal, Lucian de Bellanti, conde de Bellanti, expresó su inquietud sobre lo que había escuchado acerca de la rebelión. Lucian, conocido por su espíritu curioso y su pensamiento crítico, siempre había cuestionado el modelo feudal que dependía de la explotación de los campesinos.

—No puedo entender cómo podemos considerar nuestra posición legítima cuando se construye sobre la enfermedad y la miseria de los que están debajo de nosotros —declaró Lucian durante una cena con otros jóvenes nobles.

Algunos lo miraron con desprecio, pero otros asintieron en silencio. Entre ellos, la princesa Beatrice de Lorenzi, hija de un gran duque, expresó su apoyo.

—Si nuestros feudos tuvieran aldeanos saludables y educados, ¿no serían más productivos? —comentó, mirando a los demás—. Un pueblo fuerte es un feudo fuerte.

Lucian vio en estas palabras una oportunidad y comenzó a reunir a otros nobles que compartían su perspectiva. Estos jóvenes, menos atados a las tradiciones rígidas de sus familias, comenzaron a discutir cómo las reformas sociales podrían fortalecer sus tierras en lugar de debilitarlas. Entre ellos surgió la idea de apoyar en secreto la causa de Aldemar, aunque algunos temían las repercusiones de enfrentarse al Consejo y a figuras como el duque Lorenzo Malvini.

La traición de la tormenta

"El valor no está en no caer, sino en levantarse cada vez que caes."
— Confucio

Una noche oscura y lluviosa, mientras Aldemar descansaba en la casa de una campesina en una aldea remota, los guardias irrumpieron buscando al fugitivo. La mujer, valiente y astuta, despertó a Aldemar con urgencia.

—¡Corre! Sal por la parte trasera. No tienes mucho tiempo.

Aldemar tomó su capa y arco y salió al frío y la tormenta. Mientras corría hacia las colinas, uno de los guardias lo vio.

—¡Es él! ¡Atrápalo! —gritó, apuntando hacia la silueta que desaparecía bajo la lluvia.

Aldemar, con el corazón acelerado, subió a las montañas cercanas, deslizándose entre rocas mojadas y ramas que rasgaban su ropa. Sin embargo, el suelo era resbaladizo, y mientras intentaba escalar una pendiente, resbaló. Su cuerpo rodó sin control, golpeándose contra rocas y raíces hasta quedar inmóvil al pie de la colina.

La captura

"La justicia no se silencia con cadenas."
— Mahatma Gandhi

Al amanecer, los guardias, agotados pero decididos, encontraron a Aldemar inconsciente y empapado. Uno de ellos revisó su pulso y asintió.

—Está vivo, pero apenas. Llévenlo al castillo. Este rebelde responderá por sus crímenes.

Aldemar fue encadenado y llevado al castillo bajo estricta vigilancia. La noticia de su captura se extendió rápidamente y causó una gran conmoción tanto entre los campesinos como entre los nobles que lo apoyaban en secreto.

Lucian y Beatrice, al enterarse, decidieron actuar.

—No podemos permitir que Aldemar enfrente esto solo. Si caen sobre él, la rebelión perderá su fuerza —dijo Lucian con determinación. Beatrice asintió.

—Es hora de que nuestras palabras se conviertan en acciones.

Mientras tanto, en las aldeas, la captura de Aldemar no apagó la chispa de la rebelión. Los campesinos, inspirados por su sacrificio, continuaron organizándose, cuidando sus pozos y compartiendo conocimientos. Sabían que su lucha apenas comenzaba, y aunque su líder estaba en manos de sus enemigos, su legado seguía vivo.

Cuarta parte:
Justicia y Resistencia

La voz del pueblo

"Un gobernante sabio escucha al pueblo; uno necio lo silencia."
— Confucio

En las semanas que siguieron a la captura del barón Aldemar de Varenti, la rebelión se convirtió en un movimiento imparable. Las noticias sobre sus enseñanzas, la mejora en la salud de los aldeanos y su valentía al enfrentarse al marqués Travius de las Colinas habían llegado hasta los oídos de Su Serenidad el Dux de Venecia, quien inicialmente respondió con furia.

Las protestas y las marchas crecían y la división entre los nobles se hacía cada vez más evidente.

La división entre los nobles

"Nada que valga la pena se logra sin caos."
— Friedrich Nietzsche

Los familiares del barón Nicandro, aunque divididos, mantenían contacto con él en secreto. Entre ellos, algunos apoyaban la causa y veían en Aldemar un símbolo de cambio necesario, pero otros lo consideraban una amenaza al orden establecido.

—Lo que Aldemar hizo fue insensato y peligroso —comentó un primo de Nicandro durante una reunión privada.

—¿Y qué es lo que tenemos ahora? —respondió con firmeza su hermana, la baronesa Flavia Renaldi—. Un sistema podrido que condena al pueblo a la miseria. Tal vez el caos sea el precio del cambio.

Nicandro, aún debilitado por sus heridas, intentaba actuar como puente entre ambas posturas. Sabía que la división entre los nobles era un arma de doble filo; podía debilitar a sus enemigos, pero también fragmentar el apoyo que necesitaban.

Aldemar en la celda

"Un hombre puede morir, pero sus ideas viven para siempre."
— John F. Kennedy

Mientras tanto, Aldemar permanecía en una celda oscura y húmeda en el castillo del gran duque Vittorio de Astelari, un noble conocido por su lealtad a la República de Venecia y su desprecio por las rebeliones. Aislado y encadenado, Aldemar reflexionaba sobre su destino. Sabía que su ejecución no solo sería un castigo, sino un escarmiento dirigido a los campesinos para sembrar el miedo.

Los días eran interminables. Las paredes de piedra y la escasa luz que entraba por un pequeño ventanuco enrejado le recordaban constantemente su aislamiento. Sin embargo, Aldemar no se arrepentía de sus acciones.

—Si mi muerte sirve para que el pueblo despierte, entonces no habrá sido en vano —murmuraba para sí mismo.

Finalmente, llegó el día de su juicio. En un tribunal improvisado, compuesto por nobles leales al gran duque de Astelari y al Consejo, Aldemar fue juzgado por el asesinato del marqués Travius de las Colinas. Los cargos fueron leídos en voz alta y la sentencia se dictó rápidamente: muerte en la horca.

—Que este hombre sea un ejemplo para aquellos que se atrevan a desafiar el orden establecido —declaró el gran duque con tono frío.

La respuesta del pueblo

"La justicia comienza donde termina el miedo."
— Mahatma Gandhi

La sentencia de muerte de Aldemar no hizo más que alimentar la indignación de los campesinos y de aquellos nobles que simpatizaban con su causa. En cuestión de días, se organizó una pacífica marcha masiva hacia el palacio del gran duque en Astelari. Campesinos de todas las aldeas, llevando antorchas y pancartas improvisadas, caminaron juntos al grito de:

—¡Justicia para Aldemar! ¡Abajo los corruptos!

La marcha, pacífica pero imponente, se extendió por kilómetros. Entre los manifestantes, nobles como el conde Lucian de Bellanti y la princesa Beatrice de Lorenzi marchaban de incógnito, mostrando su apoyo sin revelar su identidad.

Cuando llegaron al palacio del gran duque, la multitud se reunió frente a las puertas principales para exigir que se anulara la ejecución. Los guardias, claramente superados en número, se mantuvieron en posición, pero con visibles signos de nerviosismo.

El dilema del gran duque

*"El gobernante que ignora la voz de su pueblo pronto será
silenciado por ella."*
— Anónimo

Desde las altas ventanas del palacio, el gran duque Vittorio de Astelari observaba con preocupación. Las protestas habían superado cualquier expectativa, y el clamor del pueblo resonaba como un trueno.

—Mi señor —murmuró uno de sus consejeros, inclinándose hacia él—, no podemos ignorar esta manifestación. Si lo hacemos, corremos el riesgo de una insurrección total.

El gran duque golpeó la mesa con frustración.

—¡No podemos permitir que los campesinos piensen que pueden dictar nuestras decisiones! —rugió—. Pero si ejecutamos a Aldemar, ¿cuánto tiempo pasará antes de que estas protestas se conviertan en una rebelión armada?

El dilema era evidente: ceder ante las demandas del pueblo significaba mostrar debilidad, pero ignorarlas podría desencadenar un conflicto mayor.

El juicio del pueblo

"El gobernante que gobierna con miedo, pronto será gobernado por el miedo."
— Proverbio chino

La plaza frente al palacio del gran duque Vittorio de Astelari era un mar de antorchas y rostros llenos de determinación. El barón Nicandro, frágil pero firme, se apoyaba en un bastón mientras alzaba la voz sobre la multitud.

—¡El barón Aldemar de Varenti arriesgó su vida para salvar a nuestros hijos, para enseñarnos que podemos vivir mejor! —clamó, con una energía que parecía superar su cuerpo debilitado—. ¡No permitamos que su sacrificio sea en vano! ¡Debemos exigir justicia y un cambio real!

Los gritos de apoyo y la agitación del pueblo crecieron. Dentro del palacio, el gran duque Vittorio de Astelari observaba desde una ventana alta, rodeado de sus consejeros y nobles locales. Entre ellos estaba el duque Lorenzo Malvini, con el rostro pálido y los labios apretados.

—Esta multitud es incontrolable —dijo Malvini, tratando de mantener la compostura—. Debemos reforzar la seguridad antes de que esto se convierta en una revuelta.

El gran duque golpeó la mesa con frustración.

—No podemos contenerlos con soldados. Si actuamos con fuerza, esto se volverá una guerra abierta. ¡Traigan a Aldemar aquí! —ordenó con un tono autoritario—. Que enfrente las consecuencias de sus actos frente a todos.

La llegada de Aldemar

"La fuerza del carácter se prueba en la adversidad."
— Seneca

Los guardias arrastraron al barón Aldemar de Varenti, encadenado, desde las profundidades del castillo hasta la plaza. Su figura, desgastada pero erguida, provocó una ola de gritos y vítores entre los campesinos. Desde el otro lado del tabladillo improvisado, su padre, el marqués Severino de Varenti, y su hermano mayor, el conde Aldric de Varenti, lo miraban con expresiones opuestas: Severino con una mezcla de ira y decepción, y Aldric con una preocupación evidente.

—Este muchacho nos ha traído vergüenza —le murmuró Severino a Aldric—. No entiendo por qué insistes en apoyarlo.

Aldric, apretando los puños, respondió en voz baja:

—Porque veo lo que tú no puedes, padre. Aldemar lucha por algo más grande que él mismo. Algo que nosotros, desde nuestras murallas, hemos ignorado durante demasiado tiempo.

Aldemar subió al tabladillo bajo la mirada de todos. El gran duque, acompañado por Malvini, se dirigió a la multitud.

—Este hombre ha desafiado el orden establecido y ha matado a un noble. ¡Su destino está sellado! —declaró con voz firme.

Antes de que el gran duque pudiera continuar, Nicandro, con ayuda de dos campesinos, subió al tabladillo. Con las pruebas en mano, levantó la voz:

—¡No tan rápido, gran duque Vittorio de Astelari! Antes de decidir el destino de Aldemar, el pueblo merece saber la verdad.

La multitud enmudeció, expectante. Nicandro señaló directamente a Malvini.

—Este hombre, el duque Lorenzo Malvini, no solo envenenó los pozos de nuestras aldeas para enfermar a nuestra gente y lucrar vendiendo medicinas a precios imposibles. ¡También ha evadido impuestos, robándole no solo al pueblo, sino también a la República de Venecia!

Un murmullo de sorpresa y furia recorrió la plaza. Malvini intentó hablar, pero Nicandro no le dio oportunidad.

—¡Aquí están las pruebas! —gritó, mostrando registros de transacciones y correspondencia entre Malvini y Travius—. ¡Este hombre ha construido su fortuna sobre la miseria de nuestra gente y el engaño a Su Serenidad, el Dux de Venecia!

El gran duque, sorprendido y visiblemente incómodo, tomó las pruebas y las revisó. Su rostro se endureció, pero antes de que pudiera reaccionar, Malvini dio un paso adelante.

—¡Esto es una conspiración! —exclamó, señalando a Nicandro y Aldemar—. Estas pruebas son falsas, un intento desesperado de estos traidores para encubrir sus propios crímenes.

El pueblo comenzó a gritar, clamando justicia. Desde la multitud, las voces exigían que se investigara a Malvini y se liberara a Aldemar. La situación se volvía insostenible. Aldemar, que hasta entonces había permanecido en silencio, finalmente se levantó cuando el duque de Astelari, con voz firme, le ordenó:

—Aldemar, ¿qué tienes que decir?

—Gran duque de Astelari, ¿cuánto tiempo más ignorará las voces de este pueblo? —preguntó con voz clara—. Si mi vida debe terminar aquí, que así sea. Pero si me mata, no estará matando a un rebelde, sino a un hombre que eligió luchar por aquellos a quienes usted ha jurado proteger.

Sus palabras calmaron momentáneamente el tumulto, pero el gran duque aún no había tomado una decisión. El marqués Severino de Varenti dio un paso al frente.

—¡Este juicio no puede continuar así! —exclamó—. Mi hijo ha traído vergüenza a nuestra familia, pero esto no es justicia. Esto es un espectáculo.

Aldric, con una determinación que no solía mostrar, intervino.

—Padre, quizá sea hora de escuchar al pueblo. Ellos no son nuestros enemigos. Si seguimos ignorando su sufrimiento, será nuestra ruina.

La presión en el tabladillo creció. Los gritos de los campesinos exigían justicia no solo para Aldemar, sino también para exponer a Malvini. El gran duque miró las pruebas nuevamente y luego al tumulto de gente. La tensión era palpable.

Finalmente, tomó aire y, con voz fuerte, anunció:

—¡Se suspenden las ejecuciones hasta que estas acusaciones sean investigadas! —dijo, mirando a Malvini con frialdad—. Duque Lorenzo Malvini, queda arrestado bajo custodia hasta que se verifique la veracidad de estas pruebas.

La multitud estalló en vítores, pero también en un murmullo de incertidumbre. Aunque Aldemar no había sido liberado, su ejecución se había detenido. Los campesinos sabían que su lucha aún no había terminado, pero ese día habían ganado una batalla crucial.

Mientras los guardias escoltaban a Malvini fuera del tabladillo, el pueblo continuaba coreando el nombre de Aldemar, quien, aunque encadenado, mantenía la mirada alta, sabiendo que su causa seguía viva en el corazón de aquellos que lo apoyaban.

Quinta parte:
Un nuevo orden

El protector del pueblo

"La grandeza de un gobernante se mide por la prosperidad de su pueblo."
— Confucio

La noticia del arresto del duque Lorenzo Malvini y la suspensión de la ejecución del Barón Aldemar de Varenti llegó hasta el Palacio Ducal, donde residía Su Serenidad, el Dux de Venecia. La rebelión, que había comenzado como un murmullo entre campesinos, se había convertido en un grito colectivo que resonaba en la Serenísima República de Venecia. Los informes que le llegaban al Dux describían cómo las aldeas que habían implementado las enseñanzas del barón Aldemar y el barón Nicandro no solo tenían una población más saludable, sino que también eran más productivas. La economía local, impulsada por la prevención de enfermedades y el trabajo conjunto, comenzaba a florecer.

El llamado del rey

"Las grandes decisiones no son fáciles, pero su impacto define el curso de la historia."
— Winston Churchill

Consciente de que la situación no podía ignorarse más, Su Serenidad, el Dux de Venecia, convocó a su Gran Consejo. Entre los presentes estaba el gran duque Vittorio de Astelari, quien, pese a su inicial oposición, presentó las pruebas contra Malvini y habló de los efectos positivos de las acciones de Aldemar.

—Su Serenidad —dijo el gran duque, inclinándose ligeramente—, aunque mi postura anterior ha sido estricta, debo admitir que lo que este hombre ha hecho ha traído beneficios tangibles a nuestras tierras. Si no actuamos con sabiduría, corremos el riesgo de perder la confianza de nuestro pueblo.

El Dux, inicialmente enfurecido por la rebeldía de los aldeanos, ahora se encontraba enfrentado a resultados innegables. Mientras escuchaba los informes sobre el aumento de la productividad y la mejora en la calidad de vida entre los aldeanos, su ira comenzó a desvanecerse, dando paso a una mezcla de curiosidad y contemplación. Estos cambios, aunque nacidos de la rebelión, insinuaban algo más profundo: un posible camino hacia una mayor prosperidad para la Serenísima República de Venecia. La expresión del Dux se suavizó ligeramente, pero su tono permaneció firme.

"Si las acciones del barón Aldemar han tenido un impacto tan significativo, ¿por qué fue condenado?" preguntó el Dux, con la mirada fija y penetrante sobre el Gran Consejo.—Por la muerte de marqués Travius de las Colinas, Su Serenidad —respondió uno de los consejeros—. Travius, en complicidad con el duque Lorenzo Malvini, estaba profundamente implicado en actividades corruptas relacionadas con las medicinas. Se aprovechaban para venderlas a precios exorbitantes mientras envenenaban los pozos de agua de varias aldeas y evadían tributos impuestos por la Serenísima.

El Dux permaneció en silencio durante unos momentos. Finalmente, con un gesto decidido, ordenó:

—Traigan al barón Aldemar a mi presencia. Es hora de escuchar la historia directamente de su boca y de tomar una decisión que asegure la estabilidad de la Serenísima.

El perdón real

"La fortaleza de un reino no está en sus muros, sino en la salud y el bienestar de su gente."
— Marco Aurelio

Días después, Aldemar, aún encadenado, fue llevado a la presencia de Su Serenidad. La Gran Sala del Palacio Ducal estaba llena de nobles, muchos de los cuales habían seguido de cerca la rebelión. Entre la multitud estaban el barón Nicandro, convaleciente pero presente, y el marqués Severino de Varenti junto al conde Aldric de Varenti, ambos observando con expresiones mixtas.

El Dux dirigió su mirada al joven noble.

—Barón Aldemar de Varenti, he escuchado mucho sobre ti. Algunos dicen que eres un traidor, otros que eres un héroe. ¿Qué tienes que decir en tu defensa?

Aldemar, erguido pese a su evidente cansancio, respondió con voz firme:

—Su Serenidad, no me considero ni héroe ni traidor. Solo hice lo que creí correcto. La salud de un pueblo es la base de su fortaleza. No podemos prosperar mientras nuestra gente muere de enfermedades que podemos prevenir y tratar. Si soy culpable de algo, es de luchar por ellos.

El Dux lo observó en silencio, reflexionando. Finalmente, se levantó de su escaño.

—Tu causa es justa, barón Aldemar. Aunque tus métodos hayan sido cuestionables, los resultados son innegables. Por el poder que me concede la Serenísima República de Venecia, se te otorga el perdón. Pero no solo eso.

La gran sala del Gran Consejo quedó en absoluto silencio. El Dux continuó:

—Te nombro protector de la salud de la República de Venecia. Tendrás la tarea de reformar nuestro sistema de salud, asegurando que cada hombre, mujer y niño tenga acceso a agua limpia y tratamiento médico. Es un desafío monumental, estoy seguro de que estás preparado para enfrentarlo.

La multitud estalló en júbilo, algunos de asombro, otros de aprobación. Aldemar, sorprendido pero agradecido, inclinó la cabeza.

—Gracias, Su Serenidad. No le fallaré.

Las noticias de la decisión del Dux se extendieron rápidamente. Las aldeas y pueblos comenzaron a celebrar espontáneamente, ya que veían en el nombramiento de Aldemar una señal de esperanza y cambio.

—¡Es el comienzo de algo nuevo! —decía una mujer mayor, abrazando a su nieto mientras señalaba en dirección al Palacio Ducal—. ¡Por fin tenemos esperanza!

Entre los nobles reformistas, el conde Lucian Bellanti y la princesa Beatrice Lorenzi compartían miradas de complicidad. Sabían que la Serenísima estaba en una encrucijada, pero el nombramiento de Aldemar era un paso crucial hacia un futuro más justo.

En las aldeas, los campesinos continuaron organizándose y aplicando las enseñanzas de Aldemar. La unidad entre ellos crecía y la visión de una Serenísima más poderosa y equitativa comenzaba a tomar forma. Desde el Palacio Ducal, Aldemar, ahora como protector de la salud, sabía que su verdadera tarea apenas comenzaba.

Un nuevo comienzo

"La salud de una nación es el reflejo de su alma."
— Florence Nightingale

Con su título de protector de la salud de la Serenísima República de Venecia, oficializado por Su Serenidad el Dux, el barón Aldemar de Varenti inició la ambiciosa tarea de construir un sistema de salud inclusivo y funcional para todos. A su lado, el barón Nicandro, agradecido con Aldemar por salvarle la vida, se convirtió en su principal consejero, ofreciéndole su vasta experiencia médica y una perspectiva invaluable.

Las aldeas, organizadas en redes de apoyo mutuo, se convirtieron en el núcleo del nuevo sistema. La prevención y la educación en salud fueron establecidas como pilares fundamentales. Con el apoyo de nobles colaboradores como el conde Lucian Bellanti y la princesa Beatrice Lorenzi, se formó una coalición inesperada pero efectiva que comenzó a reformar las bases de la República de Venecia.

La resistencia y el apoyo

"El cambio verdadero es lento, pero sus frutos son dulces."
— Proverbio africano

Sin embargo, no todos en la nobleza compartían el entusiasmo por las reformas. El marqués Severino de Varenti, padre de Aldemar, continuaba observando los movimientos de su hijo con desconfianza, temiendo que sus acciones desestabilizaran el delicado equilibrio del sistema feudal. Por otro lado, el conde Aldric de Varenti, hermano mayor de Aldemar, se había convertido en su mayor aliado y había mostrado un cambio significativo en su visión del mundo.

—Esto no será fácil, hermano —dijo Aldric una noche, mientras ambos revisaban un mapa del reino y discutían los planes para la expansión de los programas de salud—. Muchos no están preparados para este cambio, pero no hay duda de que es necesario.

Aldemar, con su habitual serenidad, asintió.

—Lo sé, Aldric. Sin embargo, cada paso que damos, aunque pequeño, mejora la vida de alguien. Eso es lo que importa. El anhelo por una vida digna es eterno, y nosotros debemos guiarlo.

Una tarde, mientras supervisaban la construcción de un nuevo sistema de acueductos en una aldea cercana, Aldemar y Nicandro compartieron un momento de reflexión. Observando a los campesinos trabajar codo a codo con los ingenieros y aprendices, Nicandro citó un antiguo dicho:

—El progreso es como un río: fuerte y constante, pero siempre enfrentando piedras en su camino.

Aldemar sonrió y respondió con calma:

—Y aun así, el río nunca se detiene. Sabe que su destino es llegar al mar.

Ambos hombres compartieron una mirada de complicidad. Aunque eran conscientes de los retos que aún debían enfrentar, sabían que el cambio era real y que el presente era prueba suficiente de que el esfuerzo valía la pena.

Un reino transformado

"Nada es permanente, salvo el cambio."
— Heráclito

Con el tiempo, los efectos del nuevo sistema de salud comenzaron a hacerse evidentes en toda la Serenísima República. Las tasas de enfermedades disminuyeron, la productividad aumentó y el sentido de comunidad entre los aldeanos se fortaleció. Incluso algunos nobles, inicialmente escépticos, comenzaron a reconocer los beneficios de las reformas.

El gran duque Vittorio de Astelari, quien había supervisado de cerca los progresos de Aldemar, expresó su reconocimiento durante una reunión en el Gran Consejo:

—Aunque al principio dudé de este joven barón, debo admitir que su visión y determinación han traído prosperidad donde antes había desesperanza.

El reconocimiento de figuras como el gran duque y el creciente apoyo del pueblo consolidaron la posición de Aldemar como un líder transformador.

Mientras tanto, en su residencia, el marqués Severino de Varenti observaba en silencio. Aunque no lo expresara abiertamente, comenzaba a ver en su hijo algo que siempre había anhelado, pero nunca comprendió del todo: la capacidad de liderar con verdadero propósito.

La República de Venecia estaba cambiando. Aunque el camino hacia un futuro más justo aún era largo, la corriente del progreso fluía con fuerza, guiada por el barón Aldemar de Varenti, Nicandro y los aliados que se unieron a su causa. Su Serenidad el Dux, en su pragmatismo, había apostado por la innovación, y el pueblo, fortalecido, se convertía en la mayor garantía de un reino próspero y unido. ¿Por cuánto tiempo? No se sabía. Lo que sí sabían era que estaban mejor que antes.

"Todo fluye, nada permanece".
— Heráclito

La realidad está en constante cambio, y aunque no sabemos cuánto tiempo durará una situación, podemos reconocer las transformaciones positivas que nos han llevado a un estado mejor que el anterior.